Ich kam – woher? Ich gehe – wohin?

Ich kam – woher?
Ich gehe – wohin?

Leben
nach dem Tod,
die Reise Deiner
Seele

Gabriele-Verlag
Das Wort

Der freie universale Geist ist
die Lehre der Gottes- und Nächstenliebe
an Mensch, Natur und Tieren

15., überarb. Auflage Februar 2021

Max-Braun-Str. 2, 97828 Marktheidenfeld
Tel. 09391/504-135, Fax 09391/504-133

www.gabriele-verlag.de

Druck: KlarDruck GmbH, Marktheidenfeld

ISBN 978-3-96446-063-9

Inhaltsverzeichnis

Vorwort

Die meisten von uns Menschen fürchten sich vor dem Sterben, sie haben Angst und fragen sich: „Was wird danach mit mir sein?"

Viele sagen: „Wir wissen nicht, was danach ist. Keiner ist jemals aus dem Jenseits zurückgekommen." Auch die sogenannten christlichen Kirchen haben auf diese existentielle Lebensfrage keine zufriedenstellende Antwort.

Wer nur das Dasein zwischen Geburt und Tod als „das Leben" ansieht, dem muss sein Woher und Wohin als Geheimnis erscheinen.

Nicht Geheimnis, sondern Wahrheit ist es, was viele nicht mehr wissen und was darum in dieser Schrift dargelegt wird: Dass der Tod nicht ein Abschneiden unseres Lebensweges bedeutet, sondern das Tor zu seiner Fortsetzung auf einer anderen Seinsebene ist. Das Tor zu einem Leben, das umso lichtvoller sein wird, je bewusster der Mensch die Aufgaben seines Erdenlebens bewältigt hat.

Der Tod – eine Station auf der Wanderung unserer Seele hin zum wahren Leben.

Erfassen wir, was Leben wirklich ist, so verliert der Tod seine Schrecken. Die Realität unseres Lebens setzt sich fort – wir bestimmen selbst das „Wie".

Die Grundwahrheiten des Lebens werden uns Menschen heute in allen Details durch die Lehrprophetin Gottes in unserer Zeit, Gabriele, unmittelbar aus dem Reich Gottes offenbart.

Das in diesem Buch enthaltene Wissen aus göttlicher Quelle wurde in einer Reihe von Vorträgen und Seminaren zu dem Thema „Leben nach dem Tod – die Reise Deiner Seele" mit den eigenen Worten der jeweiligen Referenten wiedergegeben, die Inhalte dieser Vorträge sind hier knapp zusammengefasst.

Ausführliche Darlegungen von Gabriele selbst über das Hinscheiden des Menschen und das Weiterleben der Seele in den jenseitigen Bereichen finden Sie insbesondere in den Büchern, die im Anhang vorgestellt werden.

Gabriele-Verlag Das Wort

I.

Ich kam – woher?
Ich gehe – wohin?

Leben nach dem Tod,
die Reise Deiner Seele

Einführung

Was ist das Leben?

Ist Leben, unser Leben, nur die Spanne zwischen dem Anfang und dem Ende des Erdenlebens, zwischen Geburt und Tod, jenen beiden unausweichlichen Ereignissen, die beide für alle Beteiligten meistens mit Schwierigkeiten und häufig mit Schmerzen verbunden sind? Kann über das Leben wirklich nichts anderes gesagt werden, als dass ein Kind sich im Mutterleib entwickelt, bis es geboren wird, dass der Mensch einige Jahrzehnte lebt, stirbt, begraben wird und sich wieder in seine materiellen Bestandteile auflöst? Ist die Seele nur ein Produkt des Erdenkörpers, das mit diesem zusammen vergeht? Ist der Organismus lediglich von den Erbanlagen der Eltern und Vorfahren bestimmt, ein Körper, der sich nach den Gesetzen der Vererbung entwickelt und aufbaut?

Viele sind davon überzeugt, andere wiederum haben mehr oder weniger klare Vorstellungen von einem Weiterexistieren des Menschen oder eines Teils von ihm, seiner Seele. Sie glauben, dass der

Verstorbene im Grabe ruhe bis zu seiner Auferstehung und lassen in die Grabsteine meißeln: „Ruhe sanft". Sie sind der Meinung, dass der materielle Körper trotz der offensichtlichen Auflösung wieder auferstehen kann.

Wer die kirchlichen Institutionen über Leben und Tod befragt, muss feststellen, dass sie über das, was nach dem Tode kommt, keine schlüssigen Aussagen zu machen vermögen, da die Bibel zu diesem Thema keine konkreten Angaben enthält. Viele kirchlich Gebundene fürchten, nach dem Tode unter Umständen in der Hölle leiden zu müssen oder nach dem sogenannten „Endgericht" in die ewige Verdammnis geworfen zu werden.

Der moderne, aufgeklärte Mensch des 21. Jahrhunderts weicht dem Thema „Tod" gern aus. Er hält nur für real und existent, was er unmittelbar mit seinen fünf Sinnen erfahren, mit seinem Intellekt erfassen kann. Er erkennt sich nur in seiner körperlichen Existenz und erlebt, dass er in äußerlich wahrnehmbare Lebensabläufe verwoben ist. Das Woher und Wohin, das Warum und Wieso seines Schicksals bleibt ihm rätselhaft – nur das äußerlich Erfahrbare erscheint ihm konkret greifbar als sein Leben. Aufgrund dieses von der materiellen Sichtweise gekennzeichneten Bewusstseins scheut er begreiflicherweise davor zurück, ein Ende dieses Daseins ins Auge zu fassen, denn er meint, der Tod würde seine Existenz auslöschen. So liebt der Mensch dieses Erdenleben, das ihm außer Widrigkeiten ja auch etliches Angenehme und Reizvolle zu bieten hat. Er möchte lange leben und möchte auch andere nicht sterben sehen.

Lange Zeit hatten Angst und Unwissenheit das Sterben und den Tod mit einem Tabu belegt. Erst allmählich hat sich diese Einstellung gewandelt, nachdem es sich einige Ärzte und Pflegekräfte zur Aufgabe gemacht haben, die Sterbenden zu begleiten und sie nicht „abzuschieben", wenn eine weitere ärztliche Bemühung zwecklos erscheint.

Die Erfahrungen im Grenzbereich des Todes gaben Anlass zu Nach- und Umdenken. Sie ermutigten, den eng gewordenen Horizont der Erkenntnis über das Leben zu erweitern. Eine große Anzahl von Menschen ahnt oder glaubt bereits an den Wahrheitsgehalt jener Lebensauffassungen, die die Menschen in weniger materialistisch geprägten Ländern dieser Erde haben, in denen man den Tod als Station in einer ganz natürlichen Ordnung des Lebens sieht. Dort ist man überzeugt, dass nach dem Sterben des physischen Körpers der „Tote", das heißt, seine Seele, weiterlebt. Größtenteils ist auch bekannt, dass die Seele zu verschiedenen Zeiten in unterschiedlichen Menschenkörpern mehrere Erdenleben durchlaufen kann.

Auch im sogenannten „christlichen Abendland" wissen viele um die Weiterexistenz der Seele. Wenn heute die Sterbeforscher ihre Beobachtungen veröffentlichen, so lesen wir manches, das durchaus nicht neu ist. Denn wissenschaftliche Theorien und kirchliche Dogmen konnten zwar uraltes Wissen aus dem Bewusstsein vieler Menschen verdrängen, jedoch keineswegs widerlegen oder gar durch Leugnen die geistigen Gesetzmäßigkeiten ändern.

Was in dieser Schrift dargelegt wird, schließt an die Grunderfahrungen der Menschheit an, korrigiert jedoch vieles und geht weit über das bisher Bekannte hinaus bis in die Welt jenseits der Materie, in die des Geistes. Von dort, aus dem Gottesgeist, stammt das Wissen, das hier sinngemäß weitergegeben wird.

Tod ist keine Vernichtung, sondern Verwandlung

„Vita mutatur, non tollitur."

Das Leben wird nicht zerstört, sondern verwandelt *(alte Grabinschrift).*

Alles ist Energie, und von dieser Energie kann nichts verloren gehen.

Das Leben ist Energie. So wie die Naturwissenschaft bis heute noch nicht eindeutig zu definieren vermg, woher Energie kommt, warum und wie sie entsteht, so kann sie auch das Leben nicht deuten, nur beschreiben. Diese Energie, das Leben, entzieht sich dem naturwissenschaftlichen Zugriff ebenso wie unsere Seele.

Die Seele ist ein wesentlicher Teil des Lebewesens „Mensch". Wo war sie, bevor der Mensch geboren wurde? Wo bleibt sie nach dem physischen Tod, bei dem das Leben aus dem menschlichen Körper schwindet und sich dieser wieder in seine Bestandteile auflöst? Was geschieht dann mit dem „Leben", was geschieht mit der Seele?

Eine Forschung, die nur auf die Materie ausgerichtet ist, kann trotz größter wissenschaftlicher Bemühung das nicht erklären, was wir Menschen als selbstverständlich annehmen: das Leben, das uns z.B. in Gestalt von Tieren, Pflanzen und Mikroben millionenfach umgibt. Aus den Eiern eines Schmetterlings entsteht eine Raupe, diese Raupe hüllt sich später in einen Kokon ein, sie verpuppt sich. Aus der Puppe wiederum sehen wir den neuen Schmetterling schlüpfen. Das Leben wandelt sich, doch es geht nicht verloren.

Aus den Offenbarungen des Gottesgeistes, die uns Menschen seit nahezu 5 Jahrzehnten gegeben sind, lernen wir, dass alles Energie ist. Leben ist Energie – es kann nicht zerstört, vernichtet werden, nur seine Form kann sich wandeln. Leben in seiner ursprünglichen Form ist geistig, ja, Leben ist Geist. Unsere Seele ist geistige Existenz, eine geistige Lebensform.

Für viele Menschen außerhalb unserer westlichen Zivilisation gehört es zum Grundwissen, dass die Seele bereits vor der Zeugung des Menschen vorhanden ist und nach dessen Tod weiterlebt. Demnach sind wir schon vor unserer Geburt da, in Gestalt unserer Seele, die sich als geistiger Körper im geistigen Bereich aufhält.

Unsere Seele ist seit langem auf der Wanderung. Einst war sie ein reines geistiges Wesen im ewigen Sein, im Reich Gottes. Dorthin, heim zum ewigen Vater in die himmlischen Lichtreiche, reist sie wieder zurück. Ihre Wanderung führt durch die Seelenreiche, die Reinigungsebenen. Unter bestimmten Voraussetzungen „schlüpft" sie in einen Menschenkörper, um in einem Erdenleben in Raum und Zeit einen Teil ihrer Belastungen abzulegen. Gelingt ihr dies, so kann sie ihren Heimweg in lichteren Welten der Reinigungsebenen fortsetzen. Sie ist dann auf ihrem Weg vorangeschritten.

Das Erdenleben ist also nur eine Zwischenstation auf dem Reiseweg der Seele, auf dem es darauf ankommt, durch ein Leben im Gesetz Gottes, der Gottes- und Nächstenliebe, die ursprüngliche Reinheit, die ursprüngliche Lichtkraft, die ursprüngliche hohe Schwingung wiederzuerreichen.

Die Seele, das geistige Gebilde mit bestimmten, ganz spezifischen, gleichsam „persönlichen" Merkmalen, verbindet sich bei der Geburt des Kindes mit dem menschlichen Körper. Sie bleibt bis zum physischen Hinscheiden mit ihm verbunden.

Durch die Seele fließt die göttliche Energie des Lebens in den physischen Leib ein und belebt ihn.

Alles ist Energie, auch unser Fühlen, Empfinden, Denken, Reden und Tun. Die Seele ist das „Buch des Lebens"; in ihr wird alles gespeichert, in ihr bleibt auch nach dem Ablegen des irdischen Körpers wirksam, was der Mensch einst fühlte, empfand, dachte, redete und tat.

Das bedeutet: Wir nehmen unsere Identität, unser Bewusstsein, unsere Fehler und Schwächen, aber auch unsere innere Freude, die Hinwendung zu Gott mit in die jenseitigen Bereiche. Negatives belastet unsere Seele, verschattet und verdunkelt sie. Positives, selbstloses Denken und Handeln hingegen erleichtert die Seele, lässt sie lichter werden.

Es sollte unsere wichtigste Aufgabe sein, am Ende des Erdenlebens eine positive Bilanz ziehen zu können, unsere Seele also von etlichen Lasten und Verschattungen befreit zu haben. Es kommt darauf an, was wir aus diesem Leben mitnehmen. Es kommt darauf an, wie dunkel oder wie hell unsere Seele ist, wenn wir sterben, denn das bestimmt den weiteren Weg unserer Seele nach unserem physischen Hinscheiden.

Wie vollzieht sich das Sterben? Was erlebt die Seele, wenn sie ihren Leib verlässt?

Für jeden Menschen kommt nach Ablauf seiner Erden-Lebenszeit das Scheiden seiner Seele aus dem Körper. Für das „Sterben" gibt es jedoch keine Norm – jeder Mensch stirbt anders.

Die moderne Sterbeforschung bezieht ihre Kenntnisse aus Berichten von klinisch tot Gewesenen, die wieder zum Leben erweckt wurden. Diese Menschen hatten häufig einen mehr oder weniger plötzlichen, gewaltsamen Tod erlitten, der sich jedoch als noch nicht endgültig erwies.

Die Berichte ähneln sich: Die erste Erfahrung ist häufig ein Schweben außerhalb und oberhalb des physischen Körpers. In diesem Zustand nimmt die Seele die reale Umwelt und alle Vorkommnisse, etwa im Operationssaal oder an der Unfallstelle, genauestens wahr. Oft erlebt die Seele anschließend, wie sie durch einen dunklen Tunnel gleitet oder aber auf einen Lichtpunkt zu. Manche erfahren, dass sie in helles Licht gelangen und

Klänge, Harmonien oder eine Art von Sphärenmusik vernehmen. Diese Seelen haben sich jedoch noch nicht vollständig vom Körper gelöst, so dass Wiederbelebungsversuche erfolgreich sind.

Ganz anders verläuft der natürliche Sterbevorgang, bei dem sich die Zurücknahme des Lebens normalerweise über Jahre hinzieht: Von Zeit zu Zeit treten Kreislaufschwierigkeiten auf, das eine oder andere Organ arbeitet nicht mehr wie bisher, der Körper wird immer schwächer.

Der Seele selbst werden während dieser Zeit viele Möglichkeiten geboten, sich auf die Lösung von ihrem Körper vorzubereiten. Im Tiefschlaf des Menschen kann die Seele aus dem Körper austreten und mit ihrem Schutzgeist die „Bewegungsfreiheit" üben. So wie ein Kranker, der längere Zeit bettlägerig war, erst wieder einmal das Gehen lernen muss, so muss auch die Seele ihre Bewegungsfreiheit im geistigen Bereich erst wieder erlernen.

Schließlich legt sich der Mensch zum Sterben nieder. Unmittelbar vor dem Austritt der Seele rollt noch einmal, wie im Zeitrafferfilm, das gesamte Leben ab. Die Seele bewertet voll bewusst bis zur letzten Empfindung ihre Vergangenheit, das soeben abgelaufene Erdenleben. Sie bewertet es nach anderen Gesichtspunkten, als der Mensch es zuvor getan hatte. Das entscheidende Kriterium ist nun das der verwirklichten selbstlosen Liebe. So wird die Seele selbst zum „Richter" über das Denken und Tun des eigenen Menschen.

Hatte sich der Mensch auf seinen Tod vorbereitet, so kann sich seine Seele relativ einfach vom Körper lösen. Geistige Wesen sind ihr dabei behilflich, ihr Schutzgeist und eventuell höherentwickelte Seelen von ehemaligen Freunden und Verwandten. Sie begrüßen die aus der Materie scheidende Seele und helfen ihr, ihren Platz im Jenseits einzunehmen.

Hatte sich der Mensch jedoch nicht auf seinen Tod vorbereitet, lebte er ganz in der Materie, ohne geistiges Streben, ohne Ausrichtung auf Gott, dann ist sein Sinnen und Trachten, sein ganzes Bewusstsein, so sehr auf die erdenmenschlichen Lebensbedingungen fixiert, dass er krampfhaft daran festhält. Er kann sich über die materielle menschliche Existenz hinaus kein Leben vorstellen und wehrt sich gegen den Tod.

Auch dieser Seele möchten Geistwesen helfen, damit sie sich leichter vom Körper lösen kann. Solange aber der Mensch seinen Tod nicht annehmen bzw. wahrhaben will, sind ihrer Hilfsbereitschaft enge Grenzen gesetzt. Die reinen Geistwesen beachten den freien Willen.

Die Seele, die so sehr auf dieses irdische Leben ausgerichtet ist, bleibt auch nach ihrem Austritt aus dem irdischen Körper noch mit diesem mehr oder weniger durch Energieströme verbunden. Sie klammert sich gewissermaßen an ihr physisches Haus, da sie glaubt, Leben sei nur im materiellen Körper möglich. Sie empfindet unter Umständen auch noch, was mit dem entseelten Körper geschieht, gleich, ob er zu Grabe getragen oder in das Krematorium gebracht wird.

Die Seele löst sich entsprechend ihrem Entwicklungsstand

So, wie der Mensch gelebt hat, so, wie er seine Seele ausgerichtet hat, so empfindet und lebt die Seele weiter.

Was geschieht mit einer Seele z.B. bei einem tödlichen Unfall? Wird die Seele durch Gewalteinwirkung gleichsam aus dem Körper hinausgeschleudert, so kann sie sich nicht gesetzmäßig von ihrem Leib lösen. Das bedeutet, dass sie trotz ihrer Entkörperung noch mehr oder weniger stark mit dem physischen Leib verbunden ist, je nach der geistigen Ausrichtung des Menschen.

Bei dieser gewaltsamen Trennung ist es der Seele selten möglich, sich sofort zurechtzufinden, obwohl ihr Schutzgeist und andere Geistwesen sich um sie bemühen. Wegen des Schocks, den die Seele erlitten hat, glaubt sie, immer noch im Leibe zu sein, da sie den augenblicklichen Schrecken und den momentanen Schmerz noch lange in sich nachempfindet und kein Unterscheidungsvermögen entwickelt hat.

Der Arzt kann schon längst den physischen Tod festgestellt haben, der Leichnam kann bestattet sein – doch die Seele glaubt sich immer noch mit ihrem Körper verbunden. Wegen dieses Schocks kann die Seele unter Umständen nicht nur Tage, sondern sogar Wochen und Monate oder noch länger in der Vorstellung leben, noch Mensch zu sein, vielleicht krank oder unfallgeschädigt, jedoch nicht tot.

Sie lebt in diesen Eindrücken weiter, die sie als Bilder empfindet. In diesen Seelenbildern glaubt sie, real im physischen Leib zu leben, zu empfinden, zu denken, zu reden und zu handeln. Sie geht vielleicht ihrer einstigen Arbeit nach, weil sie meint, immer noch Mensch zu sein. Sie bewegt sich im Straßenverkehr und benützt unsere Verkehrsmittel. Nach dem Austritt aus dem Körper hat die Seele jedoch kein Gefühl mehr für Zeit und Raum. Oft irrt sie lange über diese Erde, bis sie bemerkt, dass manches anders ist, als sie es als Mensch gewohnt war. Sie geht vielleicht zu ihren Freunden und fragt sich: „Mich beachtet kein Mensch mehr, mein Arbeitsplatz ist von einem anderen besetzt, ich bin ganz allein. Was ist mit mir los?"

Erst nach einer solchen Erkenntnis kann die geistige Welt die Seele belehren. Erst wenn der Seele bewusst wird, dass sie ein feinerstoffliches Wesen ist und ihr physischer Körper längst begraben ist, kann sie infolge der Tätigkeit ihres Schutzengels erwachen und, entsprechend ihrem Bewusstseinsstand, ihre Wanderung aufnehmen: Die eine Seele lässt sich belehren und in die Reinigungsebenen führen, die andere geht vielleicht zum Grab und wartet dort auf die sogenannte „Auferstehung des Fleisches", so wie sie es „zu Lebzeiten" gelehrt wurde.

Wie zu Anfang gesagt, speichert die Seele alles, was der Mensch im Laufe seines Lebens erfährt, also auch alle religiöse Belehrung. Wurde der Mensch in den Denkweisen einer Konfession erzogen und hat er diese für sich als gültig anerkannt, so wird seine Seele in der Regel auch über den Tod hinaus bei diesem Bekenntnis bleiben. Dies ist vor allem dann der Fall, wenn die religiöse Institution ihn davon überzeugen konnte, dass nur sie allein selig zu machen vermag und dass dazu die Anerkennung aller ihrer Lehren Voraussetzung ist. Ist diese Seele dann von ihrem Körper entbunden, lebt sie weiter in der Vorstellung, sie gehöre immer noch ihrer Kirche an, und glaubt z.B. immer noch, sie könne Gott nur in einem Kirchengebäude finden.

Doch Gott ist nicht an einen Ort gebunden, sondern als universeller Geist allgegenwärtig – auch in der Seele selbst. Solange eine Seele das nicht erfasst hat, solange sie also an dem festhält, was irdische Lehrer ihr als „Wahrheit" einprägten, bleibt dieser Einfluss weiterhin bestimmend für sie. Dann verschließt sie sich dem, was lichte Boten der ewigen Wahrheit ihr nahebringen möchten. Sie wird ihren weiteren Weg im Jenseits nicht ohne Weiteres finden können und eventuell immer wieder eine neue Inkarnation anstreben.

Wie anders ist das Hinübergehen eines Menschen, der im Inneren mit Gott verbunden ist und während seines Erdenlebens danach strebte, die Gottes- und Nächstenliebe zu leben. Hier kann man von „Heimgang" sprechen. Dieser

Mensch weiß, dass seine Seele ursprünglich von Gott kommt und von Ihm ihre Lebensenergie erhält. Er weiß, dass in seiner Seele sein ewiges, unsterbliches Leben liegt. Die Seele, das ehemals reine Geistwesen, ist mit ihrem ewigen Vater in Verbindung und möchte zu Ihm in die ewige Heimat zurückkehren. Der Mensch weiß, dass dieser materielle Körper mit einem Kleid zu vergleichen ist, das, wenn es nicht mehr benötigt wird, einfach abgelegt werden kann. Seine Seele empfängt Jahre vor seinem Heimgang Impulse mit sinngemäßem Inhalt: Trenne dich nach und nach von deinem menschlichen Körper.

Besondere Lichtschwingungen fließen in die Seele ein. Ganz langsam nimmt sie ihre Ströme des Lebens aus dem physischen Leib zurück. Um diesen gottverbundenen Menschen sind Seelen aus höheren Regionen, beim Hinübergehen ehemalige Familienmitglieder und der Schutzgeist. Die Seele, die noch im Menschen ist, fühlt sich glücklich, denn sie weiß, Gott, der Ewige, ruft sie zurück.

Der Mensch darf, wenn er auf den sogenannten Tod wartet, noch einmal zurückblicken. Er überschaut sein Leben, bittet um Vergebung und vergibt, wo zu vergeben ist. Er darf vielleicht sogar Wesen aus den feinstofflichen Bereichen sehen und empfindet die Fülle, die ihn umgibt. Dann schließt der irdische Leib die Augen, atmet einige Male kräftig: Der Mensch sieht noch einmal Geistwesen oder höherentwickelte, lichte Seelen – dann atmet er endgültig aus, und die Seele ist aus dem Körper ausgetreten. Im selben Augenblick entfaltet sich dieses feinerstoffliche, flexible Gebilde – die Seele hat ihre „Standfestigkeit" und lebt bewusst und freudig in dem geistigen Schwingungsbereich, in den sie hinübergetreten ist. Die Seele ist von Licht umgeben. Der Schutzgeist oder Seelen aus höheren Welten klären sie auf. Die Seele empfindet Melodien, es sind Schwingungen des Planeten, zu dem die Seele tendiert.

Jede Seele wird, ihrem Zustand entsprechend, anders geführt. Sie sieht vielleicht eine Straße, vielleicht einen Tunnel, vielleicht eine wunderschöne Wiese. Die gottverbundene Seele schaut sich noch einmal kurz um, bittet um Beistand für die trauernden Angehörigen und geht weiter.

Diese Seele hat in dem hinter ihr liegenden Erdenleben einen Fortschritt erreicht. Sie ist dem ewigen Vater, nach dem sie sich sehnt, ein Stück nähergekommen, einige Schritte weiter auf dem Heimweg zurück ins Licht.

Wo werden unsere Seelen einst sein?

Nach dem geistigen Gravitationsgesetz: Gleiches strebt zu Gleichem, wird die Seele in die ihr entsprechende Reinigungsebene, zu den ihr entsprechenden Seelen ziehen.

War der Mensch in seinem Leben ichbezogen, war er von seinen Trieben und Wünschen bestimmt, wollte er haben und besitzen, liebte er nicht selbstlos, hasste und neidete er, ging er nur seinen Vergnügungen nach, so prägten sich diese Belastungen seiner Seele ein. Was der Mensch nicht schon während seines Erdenlebens erkennen und abbauen konnte, nimmt die Seele nach Ablegen des physischen Körpers mit.

Die Seele kann sich im Jenseits ebenfalls weiter- und höherentwickeln, wenn auch nicht so rasch und einfach wie auf Erden im Menschenkörper. Ist sie aber nicht in der Lage, ihre eigentliche Aufgabe zu erfassen oder anzunehmen, so wird sie sich in den jenseitigen Bereichen zu all denen gesellen, die gleiche Interessen haben, oder sie wird sich zurück zur Erde wenden und dort die Plätze aufsuchen, wo sie einst ihre Leidenschaften befriedigte.

Seelen, in denen der Sog zur Materie besonders stark ist, vor allem solche, die „süchtig" sind, finden im Jenseits selten ihren Bestimmungsort zur weiteren Entwicklung. Sie kehren als sogenannte erdgebundene Seelen auf diese Erde zurück und versuchen, Menschen mit gleicher Schwingung zu beeinflussen, da diese das ausführen können, wozu die Seelen selbst nicht mehr in der Lage sind.

So sind Millionen von unwissenden, erdgebundenen Seelen unter uns, umgeben uns überall, weil sie an unserem Leben teilhaben wollen. Sie hängen sich förmlich wie Trauben an jene Menschen, die nur im Irdisch-Materiellen leben, denn diese können sie beeinflussen, von diesen können sie auch Lebenskräfte „abzapfen".

Wenn wir also Gedanken und Empfindungen hegen, die ungut, negativ sind, geben wir damit jenen erdgebundenen Seelen die Möglichkeit, auf uns Einfluss zu nehmen. Diese Seelen, die unserem niederen, abgesunkenen Schwingungszustand entsprechen, entziehen uns dabei Kraft und versuchen, uns in dieser niederen Schwingung festzuhalten und uns möglichst noch weiter herabzuziehen.

Hat der Mensch bereits seine Seele auf höhere Regionen ausgerichtet, wird diese nach der Entkörperung auch von höheren Welten angezogen werden. Hat sich die Seele Gott und dem ewigen Sein zugewendet, so kann sie auch von den hohen Kräften des Seins geführt werden. Sie wird die Belehrungen erfahren, die sie braucht, und wird die Erkenntnisse gewinnen, die sie voranschreiten lassen. Ihr geistiges Bewusstsein wird sich nach und nach erweitern, die ihr innewohnenden göttlichen Kräfte werden sich entfalten. Die Seele nimmt die Schulung und die Belehrungen an und wird sich auch im Seelenbereich weiterentwickeln.

Aus dem Dargelegten ersehen wir: Hat sich eine Seele von ihrem Körper gelöst, so wird sie sich in einer Welt wiederfinden, die ihrem Bewusstseinsstand entspricht. Wer wissen möchte, wie für ihn diese Welt aussieht, braucht sich nur um Selbsterkenntnis zu bemühen. In *die* Welt, auf die sich der Mensch bereits ausgerichtet hat, wird die Seele gehen.

Wir brauchen uns also nur selbst zu fragen: „Sind meine Gedanken positiv oder negativ? Sind sie geprägt von Neid, Hass, Missgunst, Eifersucht, Habsucht, Feindschaft, Streit? Oder sind sie dem Nächsten gegenüber liebevoll und selbstlos?" Aus den Antworten können wir entnehmen, wie es gerade mit unserem Menschen und mit unserer Seele bestellt ist. Von derselben Art ist auch der jenseitige Bereich, zu dem wir momentan tendieren.

Was bedeutet Trauer der Hinterbliebenen für die Seele?

Stirbt ein Mensch, so hinterlässt er trauernde Hinterbliebene. Oft genug bedeutet das Sterben eines Menschen einen tiefen, schmerzlichen Einschnitt in das Leben der Angehörigen und kann diesem eine völlig neue Ausrichtung geben. Schmerz und Trauer sollten jedoch möglichst rasch von den Zurückbleibenden bewältigt werden. Es fällt den meisten Menschen schwer, den Tod eines geliebten Menschen hinzunehmen, ohne um ihn zu trauern. Dieses Ereignis auch anzunehmen, also an den Sinn dieses Geschehens zu glauben, ohne ihn vorerst voll erfassen zu können, ist oft erst nach einer Zeit der Trauer möglich.

Diese Trauer verspürt auch die entkörperte Seele und wird dadurch auf ihrem weiteren Weg in ihrer Entwicklung aufgehalten. Wenn sich die Trauernden ohne Einsicht an den Dahingeschiedenen klammern, ihn festhalten wollen, ihn zurückwünschen, ihn also gleichsam als ihr Eigentum betrachten, so binden sie damit die Seele an diese Erdsphäre. Das ist den meisten Menschen nicht bewusst, auch nicht, dass sie damit im Grunde an sich selbst denken und nicht an das Heil dessen, den sie so sehr zu lieben meinen. Solche „Liebe und Trauer“ sind dann in Wahrheit egoistisch.

Seelen haben eine viel höhere Empfindsamkeit als Menschen. Sie leiden unter den Schmerzen, die ihre Angehörigen ihretwegen empfinden.

Die Angehörigen sollten also der heimgehenden Seele liebevolle Gedanken mit auf den Weg geben und Gott bitten, dass die Seele auf ihrem Läuterungsweg weitergeführt wird. Keinesfalls sollte die Seele aufgehalten werden, weder durch Trauer und Klagen noch durch Wünsche an sie.

Was ist der Sinn unseres Erdenlebens?

So tief das Erschrecken über den Tod eines Angehörigen auch manchmal sein mag, wir Menschen neigen dazu, ihn schnell wieder aus unserem Bewusstsein zu verdrängen, denn der Tod weist uns auf eine Perspektive des Lebens hin, die wir im gewohnten, unbedachten Alltag leicht vergessen und oft vergessen wollen.

Jedes einschneidende Erlebnis in unserem Leben, jeder Schicksalsschlag, gibt uns jedoch Gelegenheit, uns zu besinnen, Einkehr zu halten. Leid führt uns oft von der Oberfläche des irdischen Dahinvegetierens in die Tiefe, berührt uns in Bereichen unserer Seele, in denen die Kräfte zu höherem Leben schlummern. Impulse des Geistes werden dann von uns wahrgenommen, die unser lautes menschliches Treiben sonst übertönte.

Wir sollten den Fingerzeig Gottes nicht übersehen, der uns darauf hinweist, wieder das Wesentliche zu erkennen. Wir sollten uns bewusst werden, dass der Sinn des Erdenlebens nicht darin besteht, das Leben auf der Materie auszukosten.

Denn: Unser Erdenleben ist eine Schul- und Lernzeit. Diese Zeit sollten wir nutzen. Erreicht unsere Seele nicht das Lernziel des Erdenlebens, so wird der Mensch in weiteren Erdenleben vor dieselben Aufgaben gestellt werden und sich damit abmühen, bis alles gelöst und abgetragen ist.

Es ist daher wichtig, dass wir uns auf das wahre, das ewige Leben ausrichten. Es ist unsere Aufgabe, in unserem Leben alles Negative umzuwandeln in Positives, so dass im Lebensbuch am Schluss das Positive überwiegt bzw. nur noch Positives als Bilanz steht. Dann kann die Seele durch den Läuterungsprozess wieder zum lichtvollen, reinen Geistwesen werden und zum ewigen Vater zurückkehren.

Dies ist nicht durch „Selbsterlösung" möglich, sondern nur durch die Anerkennung des Christus Gottes, der durch Sein Golgatha-Opfer in jede Seele eine zusätzliche Kraft gelegt hat, die uns stützt, hilft und heimführt. Diese Kraft nennen wir den Christus- oder Erlöserfunken. Wenn jedoch ein Mensch seine Lebensaufgabe nicht erkennt und nicht bereit ist, an sich zu arbeiten, sich zu läutern, und wenn er Christus nicht bewusst annimmt als seinen Erlöser, dessen Kraft die Umwandlung des Unguten in Gutes bewirkt, so wird seine Seele nach dem Hinscheiden des physischen

Körpers nicht weiterkommen, sondern sie wird in den Reinigungsebenen bei ihresgleichen bleiben nach dem Gesetz „Gleiches strebt zu Gleichem" – oder eine erneute Inkarnation anstreben.

2000 Jahre lang mahnt uns der Gottesgeist immer und immer wieder, dass wir uns auf das Höchste, auf Gott, den Ewigen, ausrichten sollen. Wir sollen erkennen, dass der Geist des Lebens in uns ist. Jeder von uns kennt die Gebote des Lebens, wie sie in ihrer Essenz in den Zehn Geboten Gottes durch Mose enthalten sind, und keiner kann sagen: „Ich habe davon nichts gewusst!" Immer wieder werden wir heute durch das göttlich-prophetische Wort darauf aufmerksam gemacht, auf unsere Seele, unseren geistigen, unsterblichen Körper zu achten, positiv zu denken, zu reden und zu handeln.

Es ist die Aufgabe unseres Lebens, das Gebot aller Gebote zu leben, das heißt, zu verwirklichen und zu erfüllen: „Liebe Gott, deinen Vater, über alles und deinen Nächsten wie dich selbst!"

Haben wir in dieser geistigen Ausrichtung gelebt, dann kann sich unsere Seele nach dem leiblichen Tode befreien und sich weiterentwickeln.

Deshalb mahnt der Gottesgeist einen jeden: Achte auf deine Seele!

Die Seele verlässt ihre Hülle, den irdischen Leib. Dieser stirbt. Bei jedem Menschen wird dieser Loslösungsprozess anders verlaufen, doch ein Gesetz gilt für alle:

So, wie der Mensch gelebt hat, so empfindet und lebt auch seine Seele weiter.

Bemühen wir uns jetzt schon, dass unsere Seele frei wird von Belastungen und Schatten, dass sie rein wird und licht. Göttliche Kräfte in uns und um uns helfen uns dabei, unserem Ziel, der ewigen Heimat des Lichtes, des Friedens und der Liebe, Schritt für Schritt näherzukommen.

II.

Fragen
und
Antworten

Vorwort

Über das Thema dieser Schrift wurde in mehreren Städten eine Reihe von Vorträgen gehalten. Bei den Aussprachen, die sich an die Vorträge anschlossen, zeigte sich immer ein großes Interesse für Fragen, die über den vorgetragenen Stoff hinausgingen, ihn ergänzten oder präzisierten. Sie wurden gesammelt und sortiert, wobei sich ergab, dass einige Fragen an verschiedenen Orten fast gleichlautend gestellt worden sind.

Es ist anzunehmen, dass auch die Leser dieser Schrift ähnliche Fragen haben werden; deshalb wird hier im Teil II eine Auswahl wesentlicher Fragen und Antworten beigefügt.

Hilfe für den Sterbenden

1. *Wenn eine Seele sich anschickt, ihren Leib zu verlassen, das heißt, wenn ein Mensch in die Phase des Sterbens eintritt, wie sollen die Angehörigen und Freunde sich verhalten?*

Vergegenwärtigen wir uns, was wir täten, wenn ein geliebter Mensch eine längere Reise antritt. Da ist das Weh des Abschieds, denn wir werden diesen Menschen für eine längere Zeit nicht mehr bei uns haben. Wir werden ihm seinen Abschied liebevoll gestalten. Wir werden ihn vor allem nicht allein lassen, sondern bei ihm bleiben, bis er aus unserem Blickfeld geschwunden ist. Wir werden ihm helfen bei allem, was er vor seiner Abreise regeln, erledigen und noch in Ordnung bringen muss. Wir werden ihn mit positiven Gedanken der Zuversicht stärken, ihn mit guten Wünschen begleiten und ihm die Loslösung von der bisherigen Station seines Lebens nicht unnötig erschweren.

2. *Welche Hilfe können wir dem Sterbenden geben?*

Der Sterbende sollte nicht sich selbst überlassen sein. Es sollte ein Mensch bei ihm sein, der ihm von Herzen zugetan ist, der nicht auf die Seele und auf den Menschen einredet, sondern einfach da ist, in stillem Gebet und in liebevollen Gedanken.

Wir können einem Menschen auf dem Sterbelager gut zusprechen. Dabei sollte unsere Hilfe vor allem der Seele gelten, die sich zur Weiterreise anschickt. In den Stunden des Sterbens, also des Hinscheidens des Körpers, ist die Seele wacher als während ihres irdischen Lebens. So registriert sie jede Empfindung, jeden Gedanken, auch jedes Wort. Die Hilfe, die wir geben können, besteht hauptsächlich in einer behutsamen Aufklärung und Vorbereitung dieser Seele auf ihren Übergang.

Wichtig dabei ist das Gebet, denn es hilft, eine Verbindung zu Christus in unserem Inneren zu schaffen; und zwar das Gebet gemeinsam mit dem betreffenden Menschen, wenn er dies wünscht und solange dies noch möglich ist, ebenso das Gebet für ihn, das heißt, für seine Seele, dass sie noch verzeihen und sich dadurch von manchen Lasten befreien kann.

3. *Was und wie lange dürfen wir direkt zu der Seele des Sterbenden und dann Verstorbenen reden?*

Wenn der Mensch schon bewusstlos ist, unmittelbar vor dem Hinübergehen, während des Hinübergehens und auch noch kurz danach. Hier ist Einfühlungsvermögen gefragt, wie viel und was man ihm sagt. Je nach Bewusstsein des Hinscheidenden kann man ihn bzw. seine Seele eventuell nur kurz über den Vorgang des Sterbens, über das Loslösen der Seele vom Körper, aufklären und ihn dann auf seinen Schutzengel aufmerksam machen, der die Seele weiterführen möchte. Was wir einer Seele darüber hinaus noch sagen, hängt auch davon ab, in welchem Verhältnis wir zu dem hinscheidenden Menchen stehen, ob wir ihm noch einige liebevolle Worte mitgeben möchten; eventuell steht es auch an, dass wir vergeben und um Vergebung bitten. In jedem Fall sollten wir jedoch, wie gesagt, nicht auf die Seele einreden, sondern sie baldmöglichst in Liebe Christus anvertrauen.

4. *In den Medien wird das Thema „Sterbehilfe" diskutiert. Was bedeutet für die Seele das Abkürzen des Leidens durch aktives Herbeiführen eines rascheren Todes, z.B. aus Mitleid?*

Nicht alle Erleichterung, die ich dem Sterbenden gern verschaffen möchte, ist eine wirkliche Hilfe für seine Seele. Wir dürfen und sollten den leidenden und hinscheidenden Körper unterstützen, jedoch den sogenannten Tod weder mit Medikamenten hinausschieben noch das irdische Leben durch Medikamente verkürzen.

Echte, positive Sterbehilfe besteht darin, den Menschen auf das Hinscheiden seines Körpers vorzubereiten und ihn, wenn er es wünscht, im Gespräch und im Gebet zu begleiten. Bei starken Schmerzen können schmerzlindernde Medikamente helfen, das Bewusstsein von Mensch und Seele für das Verlassen des physischen Körpers zu bewahren. Im Gesetz von Ursache und Wirkung dienen Krankheit und Leiden der Seelenreinigung, haben also, geistig gesehen, ihren Sinn und erfüllen diesen umso mehr, wenn sie als Möglichkeit der Selbsterkenntnis und auch des Abtragens angenommen werden.

5. *Demnach belastet sich ein Mensch, der eine solche aktive Sterbehilfe geleistet hat?*

Mehr oder weniger, ja, es hängt auch von der Motivation und der inneren Einstellung ab. Grundsätzlich gilt nach den geistigen Gesetzen des Lebens: Wer in den Ablauf des Erdenlebens eingreift, einerlei, ob er dieses verkürzt oder um jeden Preis verlängert, belastet sich. Wenn ich von einem geistigen Gesetz weiß, und ich verstoße dagegen, dann wiegt dies schwerer, als wenn ich aus Unwissenheit und in gutem Glauben handele.

6. *Wenn ich „aktive Sterbehilfe" geleistet habe und im Nachhinein erkenne, dass ich nicht recht gehandelt habe – wie kann mir die Seele vergeben?*

Wir sollten keine direkte Verbindung zu der Seele aufnehmen, sondern zu Gott beten, Er möge dieser Seele beistehen. Denn Christus ist in jeder Seele, Er ist die Verbindung – durch Ihn können wir die Seele um Vergebung bitten.

Wir sollten also einzig über die erlösende Kraft des Christus Gottes die Seele um Vergebung bitten.

Medizinische Hilfe

7. *Handele ich im Sinne des Geistes richtig, wenn ich Blut spende?*

Jede Zelle des Leibes trägt die ganz spezifische Schwingung dessen, zu dem sie gehört. So dient sie ihm als Teil des Ganzen. Sie kann diese Funktion nur ausüben an dem Platze, an den sie gehört.

Werden solche Zellen – hier das Blut – von einem Menschen auf einen anderen übertragen, so ergeben sich schwingungsmäßige Unstimmigkeiten. Wenn das Zusammenspiel der aufeinander abgestimmten Kräfte gestört wird, so wird das in der Regel zu Schwierigkeiten führen. Dies ist zu beachten, wenn es darum geht, sich für oder gegen Transfusionen zu entscheiden. Aus geistiger Sicht gibt es also gute Gründe, Transfusionen und insbesondere Transplantationen ablehnend gegenüberzustehen. Wie in allem, ist auch hier der freie Wille entscheidend.

Der Gottesgeist klärt über die geistigen Zusammenhänge auf. Ob aber ein Mensch diese Zusammenhänge zu erkennen und dieser Erkenntnis im akuten Notfall zu folgen vermag, wird von dem Stand seines geistigen Bewusstseins abhängen. Es steht niemandem zu, seinen Nächsten zu tadeln oder ihn gar zu verurteilen wegen einer Entscheidung, die dieser trifft, denn wir sollten immer den freien Willen des anderen achten.

8. *Wir haben alle die Pflicht, Leben zu erhalten. Wenn nun ein Kind lebensunfähig ist, und es wird durch ärztliche Eingriffe am Leben erhalten, so kann man doch nicht sagen, dass man unrecht an ihm gehandelt hat?*

Dass das Leben eines solchen Kindes erhalten wird, kann als Möglichkeit in der Aufgabe der Seele für diese Inkarnation begründet sein. Die Erhaltung des irdischen Lebens um jeden Preis, mit allen Mitteln ist jedoch nicht im Sinne des ewigen Gesetzes. Wenn ein Kind frühzeitig stirbt, so sollen wir wissen, dass sich eine „Kinderseele" schon im Kleinkind und dann in den jenseitigen Bereichen schneller entwickeln kann.

Zu der Aussage: „Wir haben alle die Pflicht, Leben zu erhalten" steht auch die Frage an: Welches Leben meinen wir Menschen damit? Unser wahres Leben ist das geistige, das ewige Leben, nicht das nur auf das augenblickliche irdische bezogene.

9. *Aber es gibt doch keine Zufälle. Ärzte sind in diesem Fall Werkzeug. Ärzte müssen doch Ehrfurcht haben vor dem Leben?*

Jedes Wesen wird vor seiner Inkarnation aufgeklärt, was es im irdischen Leben erwartet. Wenn sich also ein kleines Kind nach nur einem irdischen Tag wieder verabschiedet, so ist dies unter Umständen eine Gnade für die Seele. Wenn wir aber eine Seele auf ihrem Weg „künstlich" zurückhalten, machen wir uns nach dem Gesetz von Saat und Ernte an den eventuell daraus entstehenden Folgen für die seelische Entwicklung mitschuldig.

Wenn das Kind am Leben erhalten werden kann, ist dies nur möglich, weil auch diese Möglichkeit in der Seele begründet ist. Die Ärzte sollten jedoch so viel von den geistigen Gesetzen wissen, dass sie nur dann eingreifen, wenn es nach eben diesen Gesetzen zu verantworten ist. Generell gilt: Wir sollten uns in jedem Fall darum bemühen, den Lebensgesetzen des Ewigen All-Einen zu folgen und sie zur Richtschnur unseres Handelns zu machen. Die hohen Kräfte, die im Willen Gottes wirksam sind, führen uns immer unserem Heil zu, ob wir es momentan erkennen oder nicht.

Austritt der Seele aus dem Körper

10. Wie ist es, wenn die Seele bei Lebzeiten aus dem Körper austritt?

Die Seele kann vor allem im Tiefschlaf und während einer Bewusstlosigkeit aus dem Körper austreten, ist aber immer noch mit dem sogenannten Silberband (wie mit einer unendlich dehnbaren Nabelschnur) mit dem Körper verbunden.

Je nach ihrem Bewusstsein weilt dann die Seele in entsprechenden geistigen Bereichen und kann, wie wir von Reanimierten, das heißt zum Erdenleben Zurückgerufenen, wissen, geistige Belehrungen von „Drüben" mitbringen.

Auch kann die Seele eines sterbenden Menschen zeitweilig aus dem Körper gehen. Einer Seele, die kurz vor dem Ablegen des Körpers steht, kann durch einen Blick in die himmlischen Bereiche der Abschied vom physischen Körper sehr erleichtert werden.

11. Wie sieht die Seele nach dem Austritt aus dem Körper aus?

Sie gleicht ihrem ehemaligen irdischen Körper; sie verfeinert und verjüngt sich dann entsprechend ihrer geistigen Entwicklung.

12. Die meisten Menschen haben Angst vor dem Übergang, das heißt, Angst vor dem Sterben ...

Der Vorgang beim Sterben ist ähnlich dem bei der Geburt. Die Geburt ins materielle Leben ist für uns Menschen ein ganz natürliches Ereignis – für die Seele ist es der Wechsel auf die materielle Ebene. Im Vergleich dazu, ist das Sterben eine Geburt in die geistigen Welten.

Die unübertroffen beste Vorbereitung auf unseren Wechsel in die feinerstoffliche Seinsform besteht darin, sich als Mensch während der Erdenzeit bereits auf die lichten geistigen Bereiche auszurichten. Dies geschieht durch unsere Hinwendung an den Geist des Inneren, an Gott, unseren ewigen Vater, und durch ein Leben nach Seinem Gebot der Gottes- und Nächstenliebe. Wer so vorbereitet dem Ende seines derzeitigen Erdenlebens entgegensieht, wird keine Angst mehr haben, sondern Hoffnung und Zuversicht in der Ausrichtung auf Christus.

13. *Wie kann ein Mensch Hoffnung und Zuversicht haben, wenn er erst kurz vor seinem Leibestode von dem Weg erfährt, wenn er also erst dann erkennt, welchen Weg er hätte gehen sollen?*

Jede Einsicht eröffnet sogleich einen Weg, auf dem wir dieser Einsicht folgen können. Die Führung durch den Gottesgeist, durch die Kraft des Christus Gottes, ist uns jederzeit gewiss, wenn wir sie anzunehmen bereit sind. Aufklärung, Rat, Hilfe aus dem

Gottesgeist stehen jeder Seele hüben wie drüben immer zur Verfügung. Darauf dürfen wir getrost unsere Hoffnung und unsere Zuversicht setzen.

Wenn in der Seele eine Belastung besteht, die nur erkannt und abgebaut werden kann, wenn der Mensch eine Zeitlang „in der Welt" lebt, so sind diese Erfahrungen für die Entwicklung seiner Seele eben notwendig, damit er zur Einsicht kommt und weitergeführt werden kann. Er kann dann oftmals noch in diesem Erdenleben eine gute Strecke auf dem Weg zu Gott zurücklegen.

14. *Ein Mensch stirbt und gilt als klinisch tot. Er hat das Sterben richtig erlebt; er weiß, dass er starb, es war sein letzter Gedanke. Er wird jedoch wieder zum Leben erweckt. Kommt dann die gleiche Seele wieder in diesen Menschen hinein?*

Sicher, denn hier ist die Trennung der Seele vom Körper noch nicht vollzogen, denn sonst könnte sie gar nicht zurückgeholt werden – das Silberband verbindet noch Körper und Seele.

15. Bei einem Unfalltod wird die Seele sehr plötzlich aus dem Körper hinausgeschleudert. Hat die Seele nach einer so schnellen Entkörperung Anpassungsschwierigkeiten?

Wenn eine Seele plötzlich aus dem Körper geschleudert wird, bedeutet das für die Seele in der Regel einen Schock. Doch wir müssen auch hier unterscheiden: Handelt es sich um einen Menschen, der begonnen hat, sich auf Gott auszurichten, oder handelt es sich um einen geistig unwissenden, eventuell nur materialistisch orientierten Menschen?

Entscheidend für das Befinden der Seele nach ihrer Entkörperung ist in jedem Falle das Bewusstsein, das sie während dieser Erdenschule entwickelt hat. Die verschattete Seele nimmt das Bewusstsein ihres ehemaligen Menschen mit ins Jenseits – ihr Bewusstsein reicht über das Irdische, Materielle, nicht hinaus. Die ihr zu Hilfe kommenden Geistwesen werden entweder nicht erkannt oder gar zurückgewiesen. So kann es lange dauern, bis diese Seele ihre neue Situation begreift und akzeptiert.

Eine auf das Geistige ausgerichtete Seele hingegen nimmt dankbar die von geistiger Seite angebotene Hilfe an und vermag auch ihren Weg in die ihr entsprechenden Reinigungsebenen ohne allzu große Schwierigkeiten zu finden.

16. *Wie ist es mit den Seelen derer, die ermordet oder zum Tode verurteilt wurden?*

Der zum Tode Verurteilte weiß, dass er hinübergehen wird. Er wird sich – seinem Bewusstsein entsprechend – darauf vorbereiten und drüben das erleben, was seiner Seelenschwingung entspricht.

Bei einem plötzlich Ermordeten ist es wahrscheinlich, dass es ihm ähnlich ergeht wie dem Unfallopfer.

Wie auch immer der Vorgang des Sterbens sich vollzieht – im Jenseits erwartet jede Seele das, was jeweils ihrem Bewusstsein entspricht. Jede Seele wird belehrt, ihr wird die Möglichkeit gegeben, ihre Belastungen zu erkennen, und der

Weg der Bereinigung aufgezeigt. Ob sie die Belehrungen annimmt, liegt im freien Willen jeder Seele.

17. *Wenn die Seele den Körper ablegt, sieht sie dann die Gottheit?*

Auch hier ist der Bewusstseinsstand der Seele entscheidend. Ist eine Seele in dem Augenblick schon voll gereinigt, so wird es nicht lange dauern, bis sie zur Anschauung Gottes gelangt. Aber die meisten von uns müssen noch eine geraume Zeit unseren Weg über die Reinigungsebenen gehen, bevor wir als lichte Seele vor Gott hintreten können.

Bestattung des Körpers, Kontakte mit Verstorbenen

18. *Ist Feuerbestattung zum Schaden für die Seele? Darf man den Leichnam verbrennen?*

Das hängt wiederum vom geistigen Entwicklungsstand des Einzelnen ab. Wer sein Erdenleben genutzt hat, kann seine Seele schneller vom Körper lösen.

Solange der Mensch noch sehr erdgebunden ist, wird die Seele beim Verbrennen des Körpers Schmerz empfinden, da sie noch mehr oder weniger mit ihrem ehemaligen Körper verbunden ist.

19. Dürfen wir an Verstorbene denken, oder ziehen wir sie dadurch auf die Erde zurück?

Es kommt auf die Inhalte der Gedanken an. Gedanken sind Kräfte und vermögen zu binden. Das Beste, was wir für diejenigen, die vor uns die Erde verließen, tun können, ist, sie in Liebe in ihr neues Leben zu entlassen. Sobald es uns möglich ist, sollten wir aufhören, sie noch als unserem Erdenleben zugehörig zu betrachten.

Selbstlose Gebete für unsere Verstorbenen sind der schönste Liebedienst, den wir ihnen erweisen können.

20. Ist es nicht ganz natürlich, dass ich an mein verstorbenes Kind, an meinen verstorbenen Mann denke? Muss ich nicht ihr Andenken in Ehren halten?

Sicher ist das verständlich gerade in der ersten Zeit nach dem Hinscheiden eines geliebten Menschen. Doch wir wollen sicher das Beste für ihn und sollten seine Seele deshalb, wie gesagt, in Liebe in sein neues Leben entlassen.

Es kann uns auch eine Hilfe sein, uns bewusst zu machen, wer „mein Mann", „mein Kind" ist. Beide sind nicht unser Eigentum. Sie sind eigenständige Geistwesen bzw. Seelen, die auf dieser Erdenwanderung ein Stück des Weges an unserer Seite zurücklegten, damit wir miteinander das bereinigen und lösen, was uns im Gesetz von Saat und Ernte aneinander bindet bzw. gebunden hat. Wir sollten auch ihnen gegenüber nach dem Gebot der Liebe handeln, das uns für alle unsere Nächsten geboten ist. Wenn die gemeinsame Wanderung beendet wird, sie also aus dem irdischen Leben scheiden, so dürfen wir sie nicht aufhalten.

Sie frei ziehen zu lassen, sie nicht durch unangemessene Besitzansprüche an uns zu binden, das ist wahre, selbstlose Liebe. „Ihr Andenken in Ehren halten“ – dies wird dadurch nicht geschmälert.

21. Womit halten trauernde Hinterbliebene die Seele eines Verstorbenen auf der Erde fest?

Zum einen durch die im Grunde genommen selbstsüchtigen Bitten der Hinterbliebenen im Sinne von: „Bleib doch da! Verlass uns doch nicht! Hilf uns doch!“ Diesen Bitten kann sich eine Seele in aller Regel nicht entziehen. Und zum zweiten durch die Bindung, die durch den Tod nicht aufgelöst wird – z.B. Abhängigkeiten, Unverziehenes, Ungesühntes, Vorwürfe und dergleichen.

Bedenken wir auch: Trauer kann leicht zu Selbstmitleid werden.

22. Soll man jahrelang auf den Friedhof gehen, um das Grab eines Verstorbenen zu besuchen, oder bindet man dadurch die Seele an sich?

Wenn die Seele die Wahrheit und damit ihren geistigen Weg erkannt hat, dann lässt sie sich dadurch nicht aufhalten. Dies hängt wiederum vom Bewusstseinszustand der Seele ab.

Der Besuch der Gräber kann auch aus Tradition oder Selbstmitleid des Trauernden erfolgen und sowohl beim Hinterbliebenen als auch bei einer ohnehin noch zum Irdischen tendierenden Seele eine Bindung aufrechterhalten, die eigentlich gelöst werden sollte.

23. Kann man einen Verstorbenen um Verzeihung bitten?

Ja, aber man soll ihn nicht direkt ansprechen, da wir sonst seine Seele wieder auf die Erde zurückziehen. Wir sollten den Verstorbenen über Christus um Verzeihung bitten.

24. Ich habe gehört, dass wir uns als Seelen in den himmlischen Ebenen wiedersehen werden …

Jede Seele kann nur so weit aufsteigen, wie sie sich entwickelt hat. Es ist also eine Frage der gleichartigen Schwingung, ob wir in den jenseitigen Bereichen zusammenfinden.

Wenn wir unseren Weg der Reinigung abgeschlossen haben, kommen wir als Geistwesen in der ewigen Heimat wieder mit all unseren Lieben zusammen.

25. *Wie beurteilen Sie die Ahnenforschung?*

Ahnenforschung ist nicht im Gesetz Gottes, denn der Ahnenforscher bindet sich an die Vergangenheit, indem er vergleichsweise „Tote ausgräbt", sie damit unter Umständen zurückholt und wieder an sich bindet. Sowohl er selbst als auch die Seelen der leiblichen Vorfahren werden damit in ihrer Weiterentwicklung aufgehalten. Wenn unter ihnen noch erdverhaftete Seelen sind, geben wir ihnen dadurch eventuell die Gelegenheit, sich an uns zu hängen, um durch uns das zu verwirklichen, wovon sie sich noch nicht gelöst haben.

Die helfenden Boten Gottes bemühen sich unermüdlich um eine jede Seele, ihnen stehen dabei hohe Lichtkräfte zur Verfügung. Die mit dem Schutz, der Belehrung und Führung der Seele betrauten Geistwesen dienen ihr aus der Kraft der göttlichen Liebe und Weisheit, und sie werden alles Erdenkliche tun, um ihren Schützling dorthin zu bringen, wo er dann selbst glücklicher sein wird. Ihrem Wirken sind nur Grenzen gesetzt durch den freien Willen der Seele, welche die Hilfe annehmen oder abweisen kann.

Was wir aber für die Seelen unserer leiblichen Vorfahren tun können: für sie beten. Durch das Gebet kann man helfen; dies ist gesetzmäßig.

26. Was tut man, wenn eine Seele – trotz unseres Gebetes – immer wieder an uns gelangt?

Hier können wir uns erst einmal selbst fragen, mit welchen Gedanken oder Gefühlen wir eventuell die Seele halten – und das dann bereinigen! Beten wir auch weiter, jedoch nicht zu der Seele, sondern zu Christus. Wir bitten Ihn, der Seele zu helfen, sich zu lösen und ihren Weg weiterzugehen. Dem selbstlosen Gebet wohnt eine starke Kraft inne.

Als Folge unserer eigenen geistigen Höherentwicklung ist es möglich, dass wir von Zudringlichkeiten einer Seele befreit werden – eine gebundene Seele kann dadurch zum Nachdenken kommen, dass sie erlebt, wie ein Mensch sich ihrem Einfluss durch geistige Höherentwicklung entzieht. Dadurch gelangt die Seele eventuell zur Einsicht und wird ihrerseits den Weg zum Licht einschlagen.

27. Wie können wir einem Verstorbenen mit dem Gebet helfen, wenn doch alles nach dem Gesetz von Ursache und Wirkung abläuft?

Alles ist Energie – so ist unser selbstloses Gebet eine positive Kraft, die der Seele eines Verstorbenen zugutekommen kann. Dadurch kann die Wirkung der gesäten Ursache gemildert werden.

In welchem Umfange die Wirkung gemildert oder aufgehoben wird, das weiß nur der ewige Vater. Sicher ist, dass Gott, der Ewige, in allem, was Er bewirkt, der ewig Gebende ist. Er weiß am besten, Seine Kinder zu führen und ihnen zu helfen.

28. Ist es nicht vermessen, den ewigen Vater zu bitten?

Wir sollen sogar unseren ewigen Vater bitten, den Seelen mehr Kraft zu schenken, dass sie bereuen können. Christus sagt uns immer wieder: „Betet für eure Nächsten." Durch die liebevolle Hinwendung im Gebet kann, wie gesagt, positive Energie freigesetzt werden.

29. Darf man auch zum Schutzgeist beten?

Beten Sie zum ewigen Vater oder zu Christus. Damit erreichen Sie auch den Schutzgeist. Wenn Sie liebevoll an den Schutzgeist denken wollen, so hat dies auch seine Wirkung – aber beten Sie immer zum Höchsten, nämlich zum ewigen Vater oder zu Christus.

30. Darf man für eine entkörperte Seele beten?

Wir sollen zu Christus beten, dass Er der Seele Kraft zur Erkenntnis schenkt, aber nie zur Seele direkt beten, da die Gefahr besteht, dass wir sie an uns binden. Wir sollen eine Seele also immer der Führung des Christus Gottes anempfehlen.

Selbstmord

31. Wie vollzieht sich das Sterben bei einem Selbstmörder?

Bei einem Selbstmord vollzieht sich die Trennung der Seele vom Körper ähnlich wie bereits beschrieben. Was der Mensch und die Seele dabei jedoch empfinden, ist immer unterschiedlich, je nach Bewusstseinsstand und Seelenbelastung.

Auch der Seele eines Selbstmörders ist es nach der Entkörperung möglich, bei der Rückschau ihre Tat zu bereuen – keine Seele ist verloren, denn Gott, der Ewige, holt alle Seine Kinder zurück in die ewige Heimat, von der wir einst ausgegangen sind.

Es muss jedoch zum Selbstmord gesagt werden, dass grundsätzlich eine Flucht vor den selbstgeschaffenen Ursachen und deren Wirkungen nicht möglich ist. Die Seele nimmt ihre Ursachen mit in die jenseitigen Bereiche und wird diese später abtragen müssen. Es zeigt sich, dass Selbstmord der Seele lange anlastet, häufig über mehrere spätere Inkarnationen hinweg.

32. Ist bei einem Selbstmörder der Todeszeitpunkt vorherbestimmt?

Nein, indem der Mensch seinem Erdenleben ein vorzeitiges Ende bereitet, also Selbstmord verübt, vollzieht er eine einschneidende Form von ungesetzmäßigem menschlichen Eigenwillen, auch dann, wenn er dies aus Verzweiflung und Not heraus ausführt.

33. Welche Folge hat der Selbstmord für die betreffende Seele?

Das ist von Seele zu Seele verschieden, je nachdem, was vorliegt. Grundsätzlich kann gesagt werden: Die Seele eines Menschen, der sich selbst das irdische Leben nimmt, vermag nicht unmittelbar weiterzugehen, um schrittweise in die reinen Welten aufzusteigen; sie lebt in Seelenbildern mit all ihren Problemen, die sie zum Selbstmord getrieben haben, weiter, hat aber nicht mehr die Möglichkeiten wie zuvor im Erdenleben, um diese Probleme zu lösen.

34. Können Selbstmörder wieder inkarnieren?

Jede Seele, die noch Fäden der Belastung an die Erde binden, wird sich wieder auf die Erde begeben, also wieder inkarnieren wollen.

35. Im Jenseits müsste doch alles besser organisiert sein. Es müsste doch Engelwesen geben, die die Seelen leiten und ihnen helfen. Seelen können doch nicht endlos umherirren!

An der Organisation und den Engeln fehlt es nicht, aber Seelen, die als Menschen auf Erden starrsinnig und unbelehrbar waren, sind es auch im Jenseits. Deshalb ist eine Belehrung oft so schwierig. Und tun wir Menschen auf der Erde nicht auch vieles, wovon wir wissen, dass wir es besser lassen sollten?

Aber „endlos" irren diese Seelen nicht umher. Ständig wird ihnen Hilfe angeboten, und irgendwann einmal wird diese Hilfe Früchte tragen. In jeder belasteten Seele liegt die heimführende und heimwärtsstrebende Kraft, der Christusfunke. Durch ihn wird eine jede Seele früher oder später zu ihrer Befreiung finden.

36. *Ich musste mit ansehen, wie eine gesunde Mutter an Krebs erkrankte. Sie hat sich dann mit Tabletten umgebracht, weil sie am Verzweifeln war. Sie hat doch nichts falsch gemacht?*

Eine Krankheit will dem betroffenen Menschen immer etwas sagen. Wenn sich eine Krankheit im Körper abzeichnet, heißt das in der Regel, dass die Belastung der Seele in den materiellen Körper ausfließen möchte – möglicherweise wird ein ganzer Komplex an gesetzten Ursachen von der Seele in den Körper abgegeben.

Wenn wir emporsteigende Seelenbelastungen abzublocken versuchen, so schlägt uns dies in unserer geistigen Entwicklung zurück.

Wir sollten uns deshalb auch dann darin üben, uns dem Inneren Arzt und Heiler, Christus, in Dankbarkeit zuzuwenden, wenn uns ein körperliches Leiden ergreift und wir der Verzweiflung nahe sind. Im vorliegenden Fall hätte die Frau zur Unterstützung z.B. schmerzlindernde Mittel einnehmen und mit der Hilfe von Christus ihre Seelenbelastung erkennen und eventuell vieles noch bereinigen können. Im Seelenreich ist ihr dies nicht so schnell möglich. – Unter Umständen wäre vielleicht sogar eine Heilung möglich gewesen.

37. *Gerade wurde gesagt, die Frau hätte schmerzlindernde Mittel einnehmen können. Ich dachte immer, dass der Gottesgeist Schmerzmittel nicht befürwortet ...?*

Die Gebote Gottes beinhalten kein Verbot; jeder ist frei in seiner Entscheidung. Wesentlich ist auch immer die Motivation und die Einstellung des Einzelnen. Durch schmerzlindernde Mittel kann man z.B. alten und schwerkranken Menschen das Leid erträglicher machen, so dass sie sich in ihren letzten Tagen noch auf Gott, den Ewigen, ausrichten können.

Saat und Ernte und Reinkarnation

38. *Ist bei der Geburt der Tod schon vorprogrammiert?*

Ja, aber durch falsches Verhalten können wir unser Leben verkürzen, durch richtiges Verhalten unter besonderen Umständen auch verlängern.

39. Wie sind die Fehler, die man in Unwissenheit begangen hat, zu bewerten?

Sie wirken sich nicht so folgenschwer aus, als wenn man als Wissender einen Fehler begeht. Wenn man zur Erkenntnis gelangt ist, kann man darum bitten, dass einem die früher gemachten Fehler vergeben werden. Mit anderen Worten: Man bittet den Geschädigten um Vergebung. Weilt dieser nicht mehr im Erdenkleid, so bittet man ihn über Christus um Verzeihung. Auf diese Weise kommt das Anliegen mit Sicherheit ans Ziel.

40. Wenn in einen kranken Körper Seelenbelastung ausgeflossen ist und die Seele ins Jenseits übertritt, nimmt die Seele Restbestände mit?

Wenn Restbestände da sind, nimmt die Seele diese mit.

41. Worin liegt der Sinn, wenn ein Säugling stirbt?

Oft hat die Seele nur noch eine ganz kleine Belastung abzutragen, die sie schon mit der kurzen Inkarnation in einen menschlichen Körper lösen kann.

42. *Ist es nicht eine besondere Strafe, als Kind sterben zu müssen oder gar bei der Geburt zu sterben und nicht zu einem Leben zu kommen?*

Wir Menschen sind so daran gewöhnt, unser Erdenleben als *das* Leben schlechthin anzusehen, dass es uns oft schwerfällt anzunehmen, was der Gottesgeist uns bewusst machen will: Unser wahres, ursprüngliches, unauslöschbares Leben ist unsere geistige Existenz. Diese geistige Existenz bestand vor unserer Inkarnation und wird nach ihr weiterbestehen.

Die Seele des Kindes, das nach sehr kurzem Aufenthalt im Zeitlichen den irdischen Körper wieder verlässt, verliert daher nicht das Leben, sie geht vielmehr weiter auf ihrem Weg zurück in die ewige Heimat; dabei wird sie im Jenseits von geistigen Wesen begleitet. Dieses Wissen hilft den Eltern und Angehörigen, den Schock über das unerwartete Hinscheiden des Kindes leichter zu überwinden.

Unter Umständen bedeutet eine Inkarnation an sich schon die Abtragung von Belastungen. Da ein Kind keine Zeit hat, sich neu zu belasten, wird durch diese kurze Inkarnation der Seele ein Teil oder auch der Rest an Belastung, die sie vorher noch getragen hat, abgenommen.

43. *Ähneln sich unsere Körper von Inkarnation zu Inkarnation?*

Ja.

44. *Mit welchen Seelen kommen wir wieder zusammen?*

Das ist eine Frage der gleichartigen Schwingung und der Belastung. Gleiches zieht immer zu Gleichem.

45. *Wann geht der Seele die Rückerinnerung verloren?*

Die Seele erinnert sich in den geistigen Ebenen ihrer früheren Leben; wenn sie in eine neue Inkarnation geht, wird die Erinnerung abgedeckt. Wir Menschen sollen nicht das Wissen über unsere Vorleben anstreben. Was wir jetzt erkennen sollen, um uns zu einem höheren Bewusstsein emporzuarbeiten, wird uns in diesem Erdenleben jeweils mit der Tagesenergie aufgezeigt.

46. *Wir wissen, dass wir alle schon ein paar Male auf der Erde waren. Wenn jetzt meine Seele den Körper verlassen hat, weiß ich dann von meinen vorherigen Leben, was ich alles angestellt habe?*

Ja, wir wissen dann wieder um unsere vorherigen Leben.

47. *Und wenn ich mich dann nicht weiterentwickelt habe?*

Wenn wir ein Erdenleben nicht zur Entwicklung der Gottes- und Nächstenliebe genutzt haben, so haben wir den Sinn, die Aufgabe dieser Inkarnation nicht erfüllt, wir haben also die göttliche Energie und Kraft nicht genutzt; unter Umständen haben wir uns sogar noch mehr belastet.

Wir können es auch so sehen: Wenn wir hier auf Erden das Ziel einer Schulklasse nicht erreicht haben, müssen wir die Klasse wiederholen, bevor wir in die nächste Klasse aufsteigen können.

48. *Kann eine Seele in ihre frühere Familie hineinschauen?*

Ja, aber sie soll es nicht tun. Eine höherentwickelte Seele hat gar kein Bedürfnis danach.

49. *Zu meiner Freiheit gehört doch auch der Überblick, um meine eigenen Fehler erkennen zu können?*

Sicher, den bekommen wir auch. Vor dem Erdengang werden der Seele die Möglichkeiten der vor ihr liegenden Inkarnation gezeigt.

Nach dem Ablegen des Körpers kann die Seele wiederum alles erkennen, was sie in der zurückliegenden Inkarnation erfüllen konnte, und auch das, was noch ansteht.

Wie in einem Zeitraffer-Film kann die Seele vor dem Austritt aus dem physischen Körper ihr letztes Erdenleben nochmals erleben. Sie erkennt dann selbst, wie weit sie ihre Vorhaben verwirklichen konnte, ob sie das sogenannte „Klassenziel" erreicht hat, ob sie der ewigen Heimat ein Stück nähergekommen ist.

50. *Wenn man erneut inkarniert und in einem Vorleben etwas Schlimmes erlebt hat, das einem viele Qualen verursacht hat und nun in der Seele gespeichert ist – wird man dann in sich eine Warnung vernehmen, wenn etwas in der gleichen Art sich anbahnt, so dass man sich scheut, dasselbe wieder zu tun?*

Wir werden immer durch unser Gewissen, durch innere Impulse gewarnt, wenn sich eine solche Gefahr anbahnt. Die Frage ist, ob wir überhaupt darauf hören und dementsprechend handeln wollen.

Der Gottesgeist lässt uns nicht unwissend. Heute, in unserer Zeit, wird uns angeboten, den Inneren Weg zu gehen. Je mehr die Erkenntnis in uns – über uns – zunimmt, desto mehr wird uns das bewusst, was in den Seelenhüllen gespeichert ist. Nach und nach steigen dann Seelenbilder in uns hoch. Auf diese Art und Weise können wir die Vergangenheit Schritt für Schritt bewältigen. Es ist also nicht so, dass wir unwissend bleiben über das, was uns belastet.

51. *Wie ist es z.B., wenn Zivilisten durch Kriegseinwirkungen plötzlich aus dem Leben scheiden, also ohne dass eine erkennbare Schuld da ist? Ich weiß schon, dass dies auch karmisch bedingt ist, aber vielleicht könnte man es doch einmal erläutern.*

Aus den Lehren des Gottesgeistes wissen wir: Alles ist Energie, und keine Energie geht verloren – das ist uns Menschen auch aus der Wissenschaft bekannt, ebenso wie das Prinzip: Aktion gleich Reaktion. In der Überlieferung heißt es: Was der Mensch sät, das wird er ernten.

Jede gesetzte Ursache kommt irgendwann zur Wirkung, es sei denn, der Mensch hat rechtzeitig sein Fehlverhalten erkannt, bereut, um Vergebung gebeten – und Vergebung erlangt – und, wenn möglich, wiedergutgemacht, was er verschuldet hat.

Gerade in Bezug auf das Töten lehrte Jesus von Nazareth eindeutig: *„Wer zum Schwert greift, wird durch das Schwert umkommen."* Wenn also Menschen, die selbst an einer Kriegshandlung nicht beteiligt sind, unter ihr aber leiden oder sogar zu Tode kommen, so ist es durchaus möglich, dass sie durch kriegerische Gedanken und die Bejahung von kriegerischen Auseinandersetzungen, also auch durch ihre Gedankenaktionen daran beteiligt waren oder in einem früheren Erdenleben mitverantwortlich waren, dass viele ihrer damaligen

Mitmenschen bei kriegerischen Geschehnissen umgekommen sind. Dadurch, dass jetzt sie bei einer Kriegshandlung zu Tode kommen, erhält die Seele die Möglichkeit, diese Belastung abzutragen.

Das entschuldigt jedoch keineswegs den Täter, denn er hat durch das Töten eines Menschen gegen das Gesetz der Nächstenliebe und gegen das Gebot Gottes „Du sollst nicht töten“ verstoßen und damit eine neue Ursache gesetzt.

Dies ist, wie gesagt, *eine* Möglichkeit im Gesetz von Saat und Ernte. Wer welchen Anteil an einer Ursache gesetzt hat, und welche entsprechenden Wirkungen für den Einzelnen zu tragen sind, wird gemäß der kosmischen Gerechtigkeit präzise gewogen und gemessen.

Reinigungsebenen

52. *Nach dem Tod des Körpers gibt es für die Seele keinen Raum und keine Zeit mehr. Aber wo wird die Seele dann sein?*

Das kommt ganz auf den Bewusstseinsstand der einzelnen Seele an, je nachdem, wie der Mensch gelebt hat und ob sie noch stark erdgebunden ist oder auf die helfenden Hinweise ihres Schutzgeistes hört, der sie im Jenseits auf ihrem weiteren Weg über die Reinigungsebenen begleitet.

Das Ewige Sein ist siebendimensional und hat mit unserer Wahrnehmung von Raum und Zeit nichts zu tun.

In der zunehmenden Verdichtung durch den Fall entstanden sieben Fallbereiche, sieben verschiedene Schwingungsebenen. Diese sind aber nicht stufenweise angeordnet, sondern sie fließen ineinander über. Jeder Planet der verschiedenen Galaxien ist von allen sieben Ebenen umgeben. Nach dem Hinscheiden des Körpers geht die Seele auf eine der vier Reinigungsebenen, wo sie die Schwingung vorfindet, die dem Zustand ihrer Seelenschwingung entspricht. Geht sie den Läuterungsweg der Seele, und zieht es sie nicht zu einer erneuten Einverleibung, dann gelangt sie ganz allmählich auf ihren weiteren Weg in die drei Vorbereitungsebenen, auf denen sie sich für die Heimkehr als wieder reines Geistwesen ins ewige Sein vorbereitet.

53. *Wir haben gehört, dass die Seele von der ihr entsprechenden Reinigungsebene angezogen wird. Was geschieht dort?*

Die Seele ist das Buch des Lebens, das alle Lebensäußerungen des Menschen in sich trägt, in Bildern wie auf einem Film gespeichert. Als Seele in den Reinigungsebenen sehen wir alles in Bildern, leben darin und empfinden in und an unserem Seelenleib das, was die Bilder uns übermitteln, Licht und Schatten – das Gute, das weniger Gute, das, was wir unseren Nächsten und auch unseren Mitgeschöpfen, den Tieren angetan haben.

Jeder Mensch ist anders, und bei jedem Menschen vollzieht sich das Sterben anders – und so wird im Jenseits auch jede Seele individuell belehrt und weitergeführt.

Wie sich jede Seele verhält und ob die Seele die Belehrungen annimmt, liegt in ihrem freien Willen; keine Seele wird zu irgend etwas gezwungen.

54. *Die Erde ist der einzige Platz, wo alle Bewusstseinsstufen gleichzeitig und miteinander vorhanden sind. Gibt es noch andere Planeten, auf denen vollmaterielle Wesen leben?*

Die Erde ist der einzige Ort, wo materielle Wesen leben.

55. *Es heißt, die Erde ist der tiefste Punkt des Universums. Die Seelen, die sich auf der Erde aufhalten – sind das nun ausschließlich die Seelen, die am weitesten von Gott entfernt sind, oder können sich auch andere Seelen hier auf der Erde aufhalten, entweder ohne oder mit Körper?*

Die Erde ist der gottfernste Punkt des Universums und der einzige Ort, auf dem sich Wesen sämtlicher Entwicklungsstufen aus allen Bewusstseinsebenen befinden. Sie ist bewohnt sowohl von Menschen mit Seelen, die sich extrem weit von Gott entfernt haben, als auch von Menschen mit Seelen, die einen höheren geistigen Reifegrad aufweisen. Es befinden sich auf unserem Planeten also Menschen aller geistigen Entwicklungsstufen bis hin zu reinen Lichtwesen, die sich zur Heimholung, zur Rettung der gefallenen, verschatteten Seelen, auf dieser Erde inkarniert haben.

Unter den Menschen auf der Erde versehen viele reine Geistwesen ihren Dienst als Schutzengel, wie sie dies überall in den Fallreichen tun.

Von den entkörperten Seelen halten sich nur die erdgebundenen, stark verschatteten im Bereich der Erde auf.

56. *Ich habe irgendwo gelesen, dass die Seele nach dem Hinscheiden des Körpers in bestimmte jenseitige Bereiche kommt und sich dort ausruht und dann belehrt wird. Jetzt komme ich mit den erdgebundenen Seelen nicht ganz in Einklang.*

Wir haben vorhin gehört, dass die Situation der Seelen bei ihrem Hinübergang sehr unterschiedlich ist. Wie der Baum fällt, so bleibt er liegen.

Wenn jemand nur materiell orientiert ist und nur das veräußerlichte Leben hier auf dieser Erde als „Leben“ ansieht, so wird sich seine Seele weiter auf der Erde betätigen wollen, sie wird gar nicht die Möglichkeit suchen, weiterzugehen und wird oftmals nicht auf die Belehrungen der Geistwesen hören.

Aufgrund ihrer Willensfreiheit bleibt sie also auf der Erdsphäre und bleibt eine erdgebundene Seele – bis sie zur Einsicht gelangt und sich von dem Führerengel auf ihren Weg in die Reinigungsebenen weiterführen lässt.

57. *Dann wird also nicht jede Seele nach ihrer Entkörperung automatisch das Licht sehen ...*

Das ist richtig – wie gesagt: So, wie der Baum fällt, so bleibt er liegen.

58. *Worin besteht die Aufgabe oder Arbeit einer Seele nach dem leiblichen Tod?*

Alle die Seelenpartikel, die sie belastet hat, zu durchlichten und zu reinigen. Dieses Durchlichten und Bereinigen erfolgt dadurch, dass sie ihre Fehler erkennt, bereut und die Gottes- und Nächstenliebe in sich erweckt. Das ist auch als Seele möglich, durch den selbstlosen Liebedienst an anderen Seelen.

59. *Kann es sein, dass die Seele nach dem Hinscheiden des Menschen in einem Tier wiederkommt?*

Die Inkarnation einer Seele in einen Tierkörper ist nicht möglich.

60. *Eine Seele kann sich im Seelenzustand weiterentwickeln; kann sie sich auch belasten?*

Eine Weiterbelastung ist nicht möglich, sie könnte allerdings über einen langen Zeitraum in dem Zustand bleiben, in dem sie ist, das heißt nicht oder nur langsam vorankommen.

61. Wenn ein Mensch ein starker Trinker war, so dass seine Seele nun, erdgebunden, in die Gasthäuser geht und sich an Trinker hängt, um mitzutrinken – belastet sich da die Seele nicht?

Auch eine erdgebundene Seele kann sich nicht weiter belasten. Sie lebt sozusagen in einem Traum, auch wenn sie sich z.B. an Trinker hängt und meint, mitzutrinken. Jeder Mensch, auch der Trinker, hat einen freien Willen, den er nicht einer erdgebundenen Seele unterordnen muss. Ein Mensch im Erdenkleid belastet sich ja auch nicht, wenn er im Traum z.B. ein Verbrechen begeht.

62. Hat die erdgebundene Seele denn sozusagen Narrenfreiheit? Kann sie ohne Folgen für sich ungesetzmäßig handeln?

Eine erdgebundene Seele kann nur auf die Menschen einwirken, die sich beeinflussen lassen. Auf der Erde sind wir vielen Gefahren und

Versuchungen ausgesetzt. Wir haben uns ständig zu bewähren. Belasten können nur wir uns, wenn wir diesen Einflüssen nachgeben.

63. *Wo werden sich Verbrecher nach dem Tod wiederfinden? Verbrecher wie Mörder z.B. oder Menschen, die sich an der Natur vergehen?*

Die entkörperte Seele fühlt, denkt, will und verhält sich so, wie der Mensch war. Sie verhält sich, wie es ihrem Bewusstseinszustand entspricht und hält sich in ihrem Schwingungsbereich auf.

Nach dem Gesetz „Gleiches zieht Gleiches an" ist sie umgeben von ihresgleichen: wenn sie sich auf der Erde aufhalten sollte – von Menschen, die ihrem Schwingungsbereich entsprechen; in den Reinigungsebenen – wiederum von ihr gleich schwingenden Seelen. In den Seelenbereichen ist eine Seele fast nur von ihresgleichen umgeben; die gleichschwingenden Seelen wirken auf sie wie Spiegelbilder. Sie wird dort auch von einer Art Gruppengeist festgehalten. Aber auch diese Seelen sind nicht ohne Schutzgeist, das heißt, sie sind nicht ohne weitere geistige Impulse, die sie letztlich, Schritt für Schritt, in die ewige Heimat zurückbringen werden. Nur hat es in den Seelenreichen eine solche Seele aus den genannten Gründen wesentlich schwerer als auf der Erde, sich weiter- und höherzuentwickeln.

64. Wie vollziehen sich das Tilgen von Belastungen und die geistige Höherentwicklung in den Reinigungsebenen?

Der Reinigungsweg der Seele ist in den jenseitigen Bereichen sehr viel schwieriger und zeitaufwendiger als auf der Erde. Obwohl es den Begriff Zeit nur in der Materie gibt, kann man trotzdem sagen, dass es „drüben" länger dauert, den Seelenleib zu reinigen und zu durchlichten.

Grundsätzlich ist geistige Höherentwicklung – hier wie dort – in der Entwicklung der selbstlosen

Liebe begründet. Der Weg zurück zu Gott, der Weg der Gottes- und Nächstenliebe, führt – hier wie dort – über die Selbsterkenntnis sowie die Bereinigung und das Ablegen des Unguten. Diese Vorgänge sind in den Seelenreichen weit langwieriger und auch teilweise erheblich schmerzhafter als im Menschenkleid auf der Erde, da die Seele das Leid und den Schmerz, den sie als Mensch anderen zugefügt hat, in ihrem Seelenleib schaut und selbst erleidet und erduldet.

65. Wird eine Kinderseele im Jenseits als Erwachsener ankommen oder als Kind?

Ein verstorbenes Kind ist auch im Jenseits als Seele ein Kind und bedarf dort ebenfalls einer Entwicklung, wie es sie hier auf der Erde durchlaufen hätte, dort allerdings in den Kinderbereichen, die ihrem Bewusstsein entsprechen.

Die Seelen der Kinder sind noch viel offener für die Belehrungen des Geistes. Sie nehmen die himmlische göttliche Ordnung und die Möglichkeiten der geistigen Realität leichter an und entwickeln sich daher rasch. Da sie auch noch nicht so stark von intellektuellen Sichtweisen geprägt und gebunden sind, wachsen und reifen sie unbehinderter als eine durch ein langes Erdenleben geprägte Seele. Ihre Entwicklung in den Seelenreichen vollzieht sich in der Freude am Entdecken neuer geistiger Möglichkeiten. Sie erfassen noch mehr oder weniger die Ganzheit, sind ihr noch nahe. Sie erweitern ihr Bewusstsein ohne große Mühe und Anstrengung, wie im Spiel. Deshalb ist auch von „Kinderbereichen" die Rede.

Allgemeine Fragen

66. Was ist die Partikelstruktur der Seele?

Der feinstoffliche Leib der reinen Geistwesen im Reich Gottes ist in der Partikelstruktur aufgebaut, er ist ein absolut flexibles Gebilde, durch das die unermessliche Ur-Kraft strahlt, das All-Bewusstsein. Die Partikel sind ähnlich angeordnet wie das Schuppenkleid eines Fisches, jeder Partikel ist durchstrahlt vom Licht des Universums, dem Gesetz des Reiches Gottes. Die Seele ist, wie die Geistkörper der himmlischen Wesen, ebenfalls in der Partikelstruktur aufgebaut, nur, dass die Partikel der Seele verschattet sind.

67. *Kann es einen Schutz bedeuten, dass das Wissen um frühere Erdenleben bei einer erneuten Inkarnation abgedeckt ist?*

Ja, unbedingt, denn wenn wir alle unsere Belastungen aus den letzten Leben sehen könnten, hätten wir nicht den Mut und die Zuversicht für einen Neubeginn.

68. *Wenn man sich bemühen würde, von heute auf morgen seine Fehler abzulegen, wäre es dann möglich, die innere Schau zu erlangen?*

Ein Mensch, der konsequent seine Fehler ablegt und ein gottbewusstes Leben führt, kann die ständige innere Verbindung mit Christus erlangen, um direkt von Ihm geführt zu werden.

Allerdings geht das Ablegen der Fehler schrittweise vonstatten. Alle Fehler mit einem Schlage abzulegen, von heute auf morgen, kann nicht gelingen.

69. *Kann man in einem Leben alle Stufen schaffen?*

Ja.

70. *Ich bin 80 Jahre alt; ich weiß, dass es zu Ende gehen wird. Jetzt möchte ich gerne wissen: Was kann ich denn noch tun? Ich habe erst jetzt vom Inneren Weg gehört.*

Es ist nie zu spät, sich Christus in uns zuzuwenden und uns jeden Tag auf Ihn und Sein Gebot der Gottes- und Nächstenliebe auszurichten. Die Zehn Gebote Gottes und die Lehren der Bergpredigt des Jesus von Nazareth dienen uns dabei als Maßstab für unser Leben.

Der Christus Gottes weiß jeden von uns zu führen, ob jünger oder älter. Mit Seiner Kraft können wir jeden Tag unseres Erdenlebens nutzen, um mehr und mehr in dem Bewusstsein „Gott in uns" zu leben, um uns selbst zu erkennen, unsere Fehler und Schwächen abzulegen, unseren Nächsten zu vergeben und sie um Vergebung zu bitten und das wiedergutzumachen, was noch möglich ist.

71. *Alles, was ich intellektuell verarbeite, kann mir helfen, indem ich die Zusammenhänge besser begreife. Auch der heutige Tag brachte sehr viel an Wissenswertem. Inwieweit hilft mir dieses Wissen für meinen Weg?*

Unser Wissen ist wie ein Landkarten-Wissen, das uns den Weg aufzeigt und uns hilft, uns im neuen Land schneller und besser zurechtzufinden. Das ganze geistige Wissen hat jedoch letztlich nur dann Wert, wenn wir es verwirklichen.

72. Kann man es so sehen: Wenn es mir schlecht geht, dann sind es wahrscheinlich Seelen, die auf mich einwirken?

Wenn Seelen uns beeinflussen können, dann beginnt es immer damit, dass wir selbst uns in eine niedere Schwingung versetzen – dadurch, dass wir niederen Empfindungen und Gedanken nachgeben. Wir lassen sie sogar in uns wachsen. Bleiben wir in dieser niederen Schwingung, ohne zu erkennen: Halt, lieber Freund, wo bewegst du dich wieder? – dann nähern sich die Seelen, die in dieser Schwingung sind und beeinflussen uns noch mehr. Denn Gleiches zieht Gleiches an, das ist ein göttliches Gesetz. So ziehen wir auch die Seelen an, die auf dieser Schwingungsebene hier auf dieser Erde gebunden sind. Diese können uns dann noch mehr hinabziehen, wenn wir unseren negativen Empfindungen und Gedanken nicht Einhalt gebieten.

73. *Sind nicht auch ein paar gute Geister da?*

Sicher, unser Schutzwesen ist da, und es gibt unzählige reine Geistwesen, die versuchen, die Menschen zu führen. Fragen wir uns zum Beispiel: Wie haben wir von diesem geistigen Wissen erfahren? Wie werden Menschen in eine positive Richtung geführt? Es gibt *keine* Zufälle, und so lenken unsere Schutzwesen uns Menschen immer wieder dorthin, wo wir die Gelegenheit haben, den Weg zu finden. Wir haben natürlich die Freiheit, die Wegweisung anzunehmen oder nicht.

74. *Hat die Ernährung einen Einfluss auf die Entwicklung der Seele?*

Ganz sicher: Der Gottesgeist spricht ganz deutlich und klar, dass wir uns von den Früchten nähren sollen, die uns die Erde freiwillig gibt. Das wird natürlich, je nach dem momentanen Bewusstseinsstand des Einzelnen, nicht gleich 100% möglich sein.

Der Gottesgeist empfiehlt uns, schrittweise vorzugehen. Wenn beispielsweise jemand Fleisch isst, so kann er versuchen, dies langsam abzubauen. Dies sollte man nicht allein aus äußerlichen Gründen der Gesundheit zuliebe tun, indem man sagt: „Das Fleisch bekommt meinem Körper nicht", sondern auch aus der Überzeugung: Das Tier ist mein Übernächster, und wenn ich es für meine Ernährung umbringe, dann habe ich getötet.

Eine harmonische geistige Entwicklung bezieht alle Lebensbereiche mit ein, auch den der Ernährung. Denn: Alles ist Schwingung. Dieses Wissen ist jedoch im Laufe der Jahrhunderte teilweise verschüttet worden.

75. *Kann man den Inneren Weg gehen, wenn man noch Fleisch isst?*

Wer den Inneren Weg beschreiten möchte, bekommt keine Speisegebote auferlegt.

Auf dem Inneren Weg, dem Weg der Gottes- und Nächstenliebe an Mensch, Natur und Tieren, kommen wir selbst zu der Erkenntnis, was richtig ist. Aus der Liebe zum ewigen Vater und zu Seinen Geschöpfen wird man, von innen heraus, nach und nach alles ablegen können, was nicht den göttlichen Gesetzen entspricht.

Lesen Sie auch:

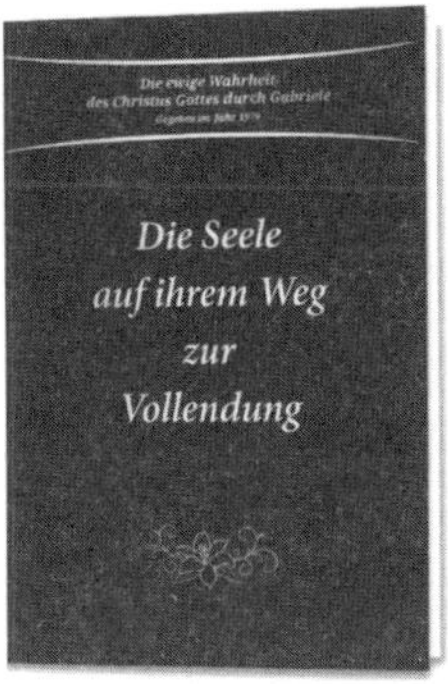

Die Seele auf ihrem Weg zur Vollendung

Gewinnen Sie bislang unbekannte Einblicke in den Aufbau der Schöpfung und der Seele, offenbart von Christus durch die Prophetin und Botschafterin Gottes, Gabriele.

Christus erklärt ausführlich den Weg der Seele, ihren Heimgang von der Erde bis ins Vaterhaus. Sein Offenbarungswort in diesem Buch gibt Antwort auf viele Fragen, zum Beispiel:

Was hat die Seele auf den einzelnen Stufen zu erkennen und zu lernen?

Wie ergeht es einer Seele, die in jungen Jahren ihren Erdenkörper verlassen hat?

Wie sind die Planeten und die geistigen Wohnstätten in den Seelenreichen beschaffen? Und vieles mehr.

Diese Christusoffenbarung schenkt Erkenntnisse über den Sinn unseres Erdenlebens sowie Mut und Zuversicht für das Weiterleben unserer Seele. Gott, unser ewiger Vater, lässt uns nicht allein. Jede Seele wird ihrem Reifegrad entsprechend geführt und belehrt.

Über siebenmal sieben Bewussstseinsstufen von der Ordnung über den Willen, die Weisheit, den Ernst, bis hin zur Geduld, Liebe und Barmherzigkeit geht der Weg der Seele zurück in das Reich Gottes, in die ewige Heimat. Diese Seelenstufen wieder zu aktivieren, ist die Aufgabe jeder Seele hier auf der Erde oder in den jenseitigen Bereichen.

112 S., leinengebunden. ISBN 978-3-89201-813-1
Auch als E-Book erhältlich.

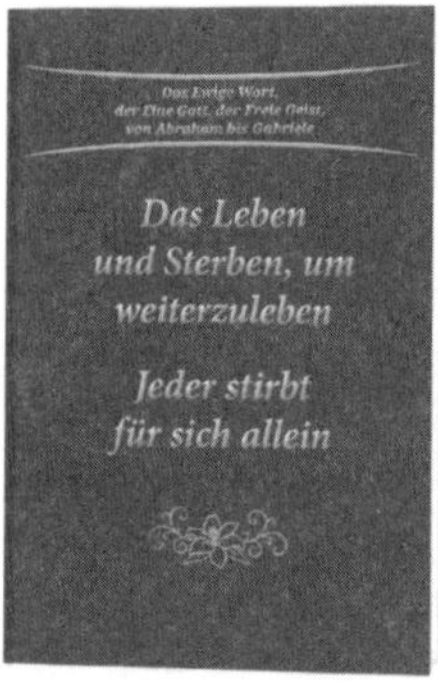

Das Leben und Sterben, um weiterzuleben

Jeder stirbt für sich allein

Wer sein Leben zu verstehen lernt, fürchtet sich nicht mehr vor dem Tod. Gabriele beschreibt den Weg, auf dem wir die Angst vor dem Tod überwinden und zu einem bewussten Leben, zu Sicherheit, Gelassenheit und innerer Standfestigkeit finden können.

Außerdem: Jeder Mensch stirbt anders – Aufbau der feinerstofflichen Seele – Gefahren bei Kontaktaufnahme zu Jenseitigen – Der sogenannte „Tote" ist nicht immer tot – u.v.a.m.

196 S., leinengebunden. ISBN 978-3-96446-036-3
Auch als E-Book erhältlich.

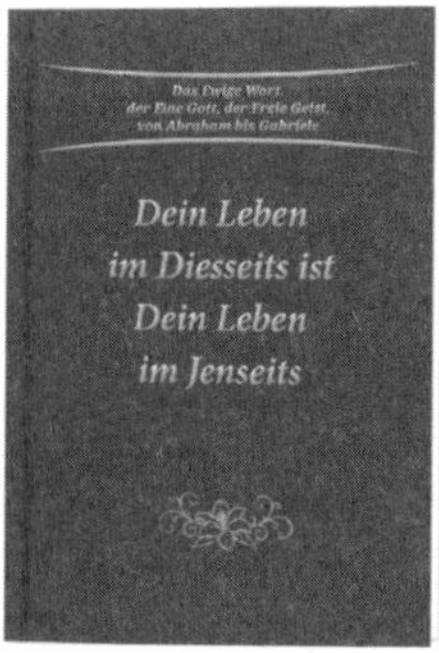

Dein Leben im Diesseits ist Dein Leben im Jenseits

Wie wird es sein, drüben? Im Jenseits gibt es lichte, feine Welten, aber auch düstere Bereiche des Leids.

Gabriele beschreibt unter anderem: Den Weg der Seele in die jenseitigen Bereiche – Wir selbst schaffen uns Himmel oder Hölle – Mit welchen anderen Seelen werden wir zusammen sein? – Die Seele, der Mikrokosmos im Makrokosmos – Lebensspanne und Todesspanne – Alles ist Strahlung – Die Aura des Menschen zeigt, mit welchen Kräften er in Verbindung steht – u.v.a.m.

192 S., leinengebunden. ISBN 978-3-96446-042-4
Auch als E-Book erhältlich.

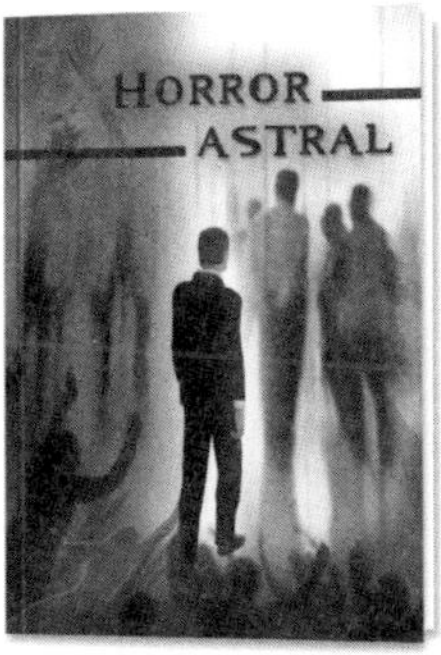

Horror astral

Nicht die Worte „Horror astral" sind erschreckend, sondern die realen Abläufe, die damit beschrieben werden. Zum Beispiel, wie sich „Astral-Hacker", erdgebundene Seelen aus dem Jenseits, bei den Lebensprogrammen von Menschen einhacken, sie beeinflussen und gefügig machen können, wie sich Suchtprogramme im Jenseits auswirken, u.v.a.m.

Gabriele zeigt auf, dass das Diesseits vom Jenseits nicht getrennt ist und dass des Menschen Werke ihm in seiner Seele nachfolgen. Doch wir alle haben ein geistiges Schutzwesen an der Seite – denn Gott, der Ewige, ringt unermüdlich darum, uns alle wieder in die ewige Heimat zurückzuführen.

110 S., geb. ISBN 978-3-89201-333-4
Auch als E-Book erhältlich.

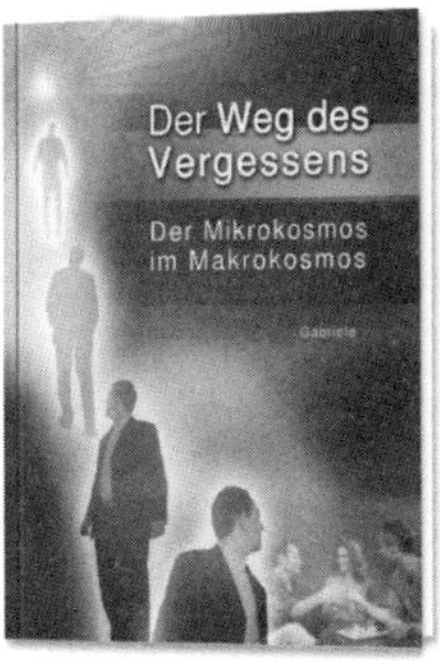

Der Weg des Vergessens

Der Mikrokosmos im Makrokosmos

Die Wahrheit über jeden von uns liegt in den Sternen, die Gestirne kennen jeden von uns ganz und gar ... Wie ist das zu verstehen?

Die universalen Zusammenhänge zwischen dem Mikrokosmos und dem Makrokosmos sind in diesem Buch so dargelegt, dass sie umfassend die gesetzmäßigen Abläufe vermitteln, die allem Leben zugrunde liegen.

Gabriele erläutert die Speicherung aller Lebensregungen und -bewegungen in einem gigantischen Kommunikations- und Speichersystem und die Bedeutung für unser Erdenleben; sie erklärt u.a. auch die Möglichkeit zur Reinkarnation oder zur Weiterentwicklung auf dem „Weg des Vergessens" zurück in die einzige Realität, die wahre ewige Heimat.

104 S., geb. ISBN 978-3-89201-330-3
Auch als E-Book erhältlich.

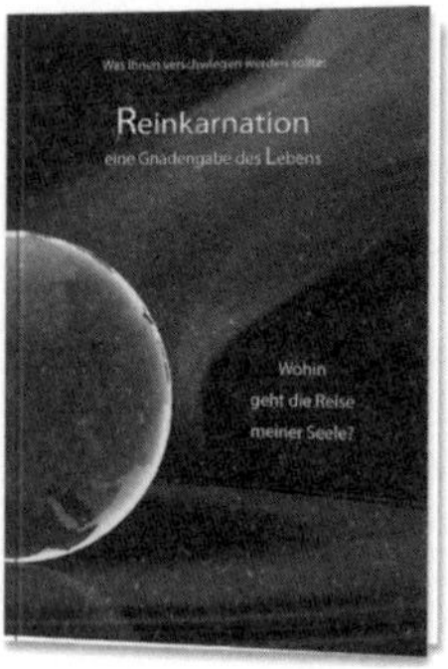

Reinkarnation

Eine Gnadengabe des Lebens
Wohin geht die Reise meiner Seele?

Wo ist unsere Heimat? Sind wir in dieser Welt zu Hause? Oder sind wir nur auf der Durchreise? Ist die sichtbare Materie der Urgrund, der uns trägt – oder stammen wir woanders her?

Die Reinkarnation ist eine lebensverändernde Botschaft, die auch im Urchristentum bekannt war. Die Verdrängung dieses uralten, auch im frühen Christentum noch lebendigen Menschheitswissens durch die entstehende Machtkirche hatte fatale Folgen für die gesamte Geschichte der Menschheit bis heute.

Das Wissen um die Reinkarnation öffnet uns die Augen, um den Sinn unseres Lebens zu verstehen, warum wir auf Erden sind und welche Aufgabe wir haben: nämlich die Chance unseres Daseins zu nützen und uns wieder zu dem zu entwickeln, was wir unserem geistigen Ursprung nach sind: göttliche Wesen, deren Leben ewig währt.

96 S., Taschenbuch. ISBN 978-3-89201-273-3
Auch als E-Book erhältlich.
